BEI GRIN MACHT SICH IHR WISSEN BEZAHLT

- Wir veröffentlichen Ihre Hausarbeit, Bachelor- und Masterarbeit

- Ihr eigenes eBook und Buch - weltweit in allen wichtigen Shops

- Verdienen Sie an jedem Verkauf

Jetzt bei www.GRIN.com hochladen und kostenlos publizieren

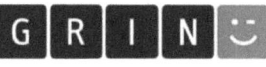

Können Vaterschaftstests vor Geburt eines Kindes zulässig sein? Aktuelle Probleme des Gesundheits- und Medizinrechts

Julia Kleß

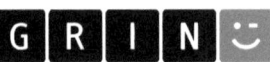

Bibliografische Information der Deutschen Nationalbibliothek:

Die Deutsche Nationalbibliothek verzeichnet diese Publikation in der Deutschen Nationalbibliografie; detaillierte bibliografische Daten sind im Internet über http://dnb.d-nb.de abrufbar.

ISBN: 9783346531728
Dieses Buch ist auch als E-Book erhältlich.

© GRIN Publishing GmbH
Nymphenburger Straße 86
80636 München

Druck und Bindung: Books on Demand GmbH, Norderstedt Germany
Gedruckt auf säurefreiem Papier aus verantwortungsvollen Quellen

Das vorliegende Werk wurde sorgfältig erarbeitet. Dennoch übernehmen Autoren und Verlag für die Richtigkeit von Angaben, Hinweisen, Links und Ratschlägen sowie eventuelle Druckfehler keine Haftung.

Das Buch bei GRIN: https://www.grin.com/document/1138993

Inhaltsverzeichnis

A. Einleitung

„Wir werden Eltern". Ab Beginn einer Schwangerschaft ändert sich das bisherige Leben für die werdenden Eltern komplett. Sie stellt für beide eine neue, unbekannte und intensive Zeit dar. Doch was ist, wenn der Ehemann gar nicht der leibliche Vater des Kindes ist? Was wäre, wenn man solche aufkommenden Probleme bereits im Keim ersticken könnte? Ein Lösungsvorschlag hinsichtlich dieser Problematik bringt der Gesetzesentwurf der FDP vom 30.01.2020,[1] der es ermöglichen soll, dass auch bereits vor der Geburt eines Kindes ein Vaterschaftstest durchgeführt werden kann. Dies soll auch vor allem dem leiblichen, nicht mit der werdenden Mutter verheirateten, Vater die Möglichkeit geben emotional an der Schwangerschaft teilzuhaben.[2]

Ziel der Arbeit soll es vor allem sein, die bestehende Rechtslage und dessen Problematik zu erläutern und den Zusammenhang der Probleme hinsichtlich eines pränatalen Vaterschaftstest über mehrere Rechtsgebiete zu diskutieren.

B. Vaterschaft

Grundsätzlich wird zwischen leiblicher/biologischer und rechtlicher Vaterschaft unterschieden. Idealerweise ist der leibliche auch gleichzeitig rechtlicher Vater des Kindes, allerdings bedarf es für die Zuordnung als rechtlichen Vater nicht zwingend der biologischen Abstammung. Demnach können leibliche und rechtliche Vaterschaft auseinanderfallen.[3] Auch wichtig ist die sozial- familiäre Beziehung zwischen Vater und Kind, welche meist beim rechtlichen Vater vorliegt.[4]

I. Rechtliche Vaterschaft gem. § 1592 BGB

1. Definition

Es gilt derjenige Mann als Vater eines Kindes, der gem. § 1592 Nr. 1 BGB zum Zeitpunkt der Geburt mit der Mutter des Kindes verheiratet ist, der gem. §§ 1592 Nr. 2, 1594 BGB die Vaterschaft anerkannt hat oder dessen Vaterschaft gem. §§ 1592 Nr. 3, 1600d BGB oder § 182 I BGB gerichtlich festgestellt worden ist. Bei der Vaterschaft kraft Ehe oder Anerkennung bleibt unberücksichtigt, ob dieser Mann auch wirklich Erzeuger, also leiblicher Vater des

---

[1] Vgl. *BT-Drucks.* 19/16950.
[2] Vgl. *BT-Drucks.* 19/16950 S. 3.
[3] Siehe: *Mayer* S.6.
[4] Vgl. *Aust* S. 19.

Kindes ist. Ein Auseinanderfall von leiblicher und rechtlicher Vaterschaft ist in diesen Fällen möglich. Besteht hingegen gem. § 1600d BGB noch keine rechtliche Vaterschaft nach § 1592 Nr. 1 und 2, § 1593 BGB dann kann die Vaterschaft gerichtlich festgestellt werden. Dies erfolgt durch Feststellung der biologisch genetischen Abstammung des mutmaßlich leiblichen Vaters.[5] Grundsätzlich erfolgt dies mittels Einholung eines Abstammungsgutachtens. Demnach wird auch nur derjenige rechtliche Vater i.S.d. § 1592 Nr. 3 BGB, der auch wirklich leiblicher Vater des Kindes ist.[6]

Stammt das Kind wider Erwarten nicht vom rechtlichen Vater ab, wird dieser als sog. „Scheinvater" bezeichnet.[7] Dieser hat dann allerdings die Möglichkeit seine bestehende Vaterschaft mittels Vaterschaftsanfechtungsklage/Vaterschafsklage gem. § 1600 I Nr.1 BGB zu beseitigen.[8] Diese Anfechtungsmöglichkeit ist allerdings gem. § 1600b BGB an eine Frist von 2 Jahren ab Kenntnis der Umstände, die gegen die (leibliche) Vaterschaft sprechen, gebunden. Des Weiteren hat der rechtliche Vater seit 2008 die Möglichkeit die Abstammung seines Kindes zu klären, indem er gem. § 1598a Nr. 1 BGB von der Mutter und dem Kind die Einwilligung in eine genetische Untersuchung zur Klärung der leiblichen Abstammung des Kindes sowie die Duldung der Entnahme einer geeigneten Probe verlangen kann.[9] Allerdings hat das Ergebnis keinerlei Auswirkungen auf die rechtliche Zuordnung der Vaterschaft.[10]

2. Wichtigsten Rechte und Pflichten des rechtlichen Vaters

a) Elterliche Sorge

Die elterliche Sorge ist in §§ 1626 ff. BGB geregelt. Sie konkretisiert das in Art. 6 II GG geregelte Elternrecht.[11] Demnach haben die Eltern das Recht und die Pflicht für das minderjährige Kind zu sorgen. Von der elterlichen Sorge umfasst sind gem. § 1626 I 2 BGB die Sorge für die Person des Kindes (Personensorge) sowie das Vermögen des Kindes (Vermögenssorge). Des Weiteren umfasst ist die Vertretung des Kindes gem. § 1629 I 1 BGB. „Eltern" i.S.d. §§ 1626 ff. BGB sind *[...]die Frau, die das Kind geboren hat (§1591 BGB), und der Mann, dem gem. § 1592 BGB die Vaterschaft zugeordnet ist."*[12] Besteht eine Vaterschaft gem. § 1592 Nr. 1 BGB, d.h. sind die Eltern bei der Geburt des Kindes miteinander verheiratet,

---

[5] Vgl. Spickhoff/*Spickhoff* BGB § 1600d Rn. 1 f.
[6] Siehe: BVerfGE 141, 186 – 220.
[7] Vgl. *Aust* S. 19.
[8] Hierzu: BeckOGK/*Reuß* § 1600 Rn. 2.
[9] Siehe: *Zimmermann* NJOZ 2008, 1703 (1716).
[10] So: MüKoBGB/*Wellenhofer* § 1598a Rn. 1.
[11] Vgl. BeckOGK/*Amend-Traut* § 1626 Rn. 62.
[12] *Schmidt* S. 290 Rn. 501.

haben beide Elternteile das Sorgerecht, vgl. § 1629 I 1 BGB.[13] Sind die Eltern nicht miteinander verheiratet, liegt mithin eine Vaterschaft Kraft Anerkennung oder gerichtlicher Feststellung vor, bedarf es für die gemeinsame elterliche Sorge einer wirksam abgegebenen Sorgerechtserklärung, vgl. § 1626a I Nr.1 BGB. Die zusätzlichen Anforderungen an die Wirksamkeit sind in den §§ 1626a – 1626e BGB geregelt.[14] Liegen diese nicht vor hat die Mutter allein gem. § 1626a III BGB die elterliche Sorge. Interessant ist hier vor allem, dass gem. § 1626b II BGB bereits schon vor der Geburt des Kindes eine Sorgeerklärung abgegeben werden kann, um eine pränatale Vaterschaftsanerkennung zu erleichtern.[15]

b) Umgangsrecht

Gem. § 1684 I Hs. 2 BGB ist jeder Elternteil zum Umgang mit dem Kind verpflichtet und berechtigt. Es besteht unabhängig von der elterlichen Sorge.[16] Grundsätzlich sind auch hier „Eltern" i.S.d. § 1684 I Hs. 2 BGB die rechtliche Mutter (§ 1591 BGB) und der rechtliche Vater (§ 1592 BGB), denen ein Umgangsrecht zukommt.[17] Anders als bei der elterlichen Sorge steht auch dem nichtehelichen rechtlichen Vater selbstständig ein Umgangsrecht zu, ohne dieses in irgendeiner Form erklären zu müssen.[18]

c) Kindesunterhalt

Für ein Kind unterhaltspflichtig sind die rechtlichen Eltern.[19] Grundsätzlich kommen die Eltern, die das minderjährige Kind betreuen, der Verpflichtung zum Unterhalt des Kindes beizutragen, i.d.R. durch die Pflege und Erziehung des Kindes nach (vgl. § 1606 III 2 BGB). Solange eine rechtliche Vaterschaft nach § 1592 BGB besteht ist dieser unterhaltspflichtig, ungeachtet der Tatsache, ob es sich wirklich um sein leibliches Kind handelt oder nicht.[20] Die einzige Möglichkeit eines Scheinvaters seine Unterhaltspflicht zu „beseitigen" besteht in der Anfechtung der Vaterschaft. Wird dessen Nichtvaterschaft gerichtlich festgestellt entfällt seine Unterhaltspflicht ex-tunc.[21] Den mithin zu Unrecht geleisteten Unterhalt seit Geburt des Kindes kann er im sog. Scheinvaterregress vom (potentiell) leiblichen Vater erstattet verlangen.[22] Allerdings erweist sich dies nicht selten problematisch.[23]

---

[13] Hierzu: MüKoBGB/*Huber* § 1626 Rn. 18; Vgl. auch: *Schmidt* S. 291 Rn. 503.
[14] Vgl. MüKoBGB/*Huber* § 1626a Rn. 28.
[15] Vgl. MüKoBGB/*Huber* § 1626b Rn. 15.
[16] Vgl. BeckOGK/*Altrogge* § 1684 Rn. 1, Rn. 38.
[17] Siehe: BeckOGK/*Altrogge* § 1684 Rn. 38.
[18] Ebd.
[19] Hierzu: MüKoBGB/*Langeheine* § 1601 Rn. 5.
[20] Vgl. *Aust* S. 230.
[21] Siehe: *Aust* S.231.
[22] Ebd.
[23] Auf die Problematik des Scheinvaterregresses soll nicht weiter eingegangen werden.

Ist die rechtliche Vaterschaft allerdings nicht mehr anfechtbar, bleibt der Scheinvater rechtlicher Vater und mithin auch unterhaltspflichtig, selbst dann, wenn die Mutter bereits mit dem leiblichen Vater und dem Kind zusammenlebt.[24] Der rechtliche Vater ist mithin nur noch bloßer „Zahlvater".[25] Selbst wenn sich der rechtliche Vater scheiden lässt und mithin nicht mehr rechtlicher Vater i.S.d. § 1592 Nr. 1 BGB ist, hat er gem. § 1570 BGB der Mutter Kindesunterhalt zu zahlen, wenn es sich um deren gemeinschaftliches Kind handelt. Dies ist der Fall, wenn es während bestehender Ehe geboren wurde,[26] wenn es zwar vorehelich geboren wurde, die Eltern aber nach Geburt einander heiraten,[27] sowie wenn das Kind während der Ehe gezeugt aber erst nach rechtskräftiger Scheidung geboren wurde.[28] Dies gilt auch für den Scheinvater und dessen scheineheliche Kinder, solange dieser die rechtliche Vaterschaft nicht wirksam angefochten hat.[29] Bei einer bestehenden Vaterschaft kraft Anerkennung (§ 1592 Nr.2 BGB) oder durch gerichtliche Feststellung (§ 1592 Nr. 3 BGB) gelten für die Unterhaltsregelungen bei unehelichen Kindern die §§ 1615a ff. BGB entsprechend.

II. Leibliche Vaterschaft

1. Definition

Leiblicher Vater ist der Erzeuger des Kindes und bestimmt sich allein durch die biologische Abstammung.[30] Die Tatsache der genetischen Abstammung des Kindes macht ihn allerdings noch nicht zum Vater im Rechtssinne.[31] Besteht bereits eine rechtliche Vaterschaft eines anderen Mannes i.S.d. § 1592 BGB kann er selbst nicht mehr rechtlicher Vater werden (Umkehrschluss aus § 1594 II BGB). Allerdings besteht die Möglichkeit diese Vaterschaft gem. § 1600 I Nr. 2, II BGB anzufechten und somit die bestehende rechtliche Vaterschaft zu beseitigen.[32] Bei erfolgreicher Anfechtung wird der leibliche Vater dann auch als rechtlicher Vater festgestellt.[33] Diese Anfechtungsmöglichkeit scheitert meist an der Voraussetzung des § 1600 II Alt. 1 BGB, dass zwischen rechtlichem Vater und Kind keine sozial-familiäre Beziehung bestehen darf. Eine sozial-familiäre Beziehung besteht dann, wenn der rechtliche Vater die tatsächliche Verantwortung für das Kind trägt oder getragen hat, § 1600 III 1 BGB.

---

[24] Vgl. OLG Hamm, Beschluss v. 20.11.2013 – 2 WF 190/13.
[25] Vgl. *Aust* S. 231.
[26] Hierzu: BeckOGK/*Lettmaier* § 1570 Rn. 19 f.
[27] Siehe: BeckOGK/*Lettmaier* § 1570 Rn. 21.
[28] Ebd.
[29] Vgl. BeckOGK/*Lettmaier* § 1570 Rn. 19.
[30] Siehe: *Schröder* S. 3.
[31] Siehe: *Aust* S. 30.
[32] Vgl. BeckOGK/*Reuß* § 1600 Rn. 7.
[33] Siehe: BeckOGK/*Reuß* § 1600 Rn. 78.

Das Tragen der tatsächlichen Verantwortung ist dann gegeben, wenn „[...] die gegenwärtige Bezugswelt des Kindes von dem rechtlichen Vater geprägt ist."[34] Grundsätzlich darf davon ausgegangen werden, dass wenn eine Übernahme der tatsächlichen Verantwortung i.s.d § 1600 III 2 BGB[35] vorliegt, diese auch weiterhin getragen wird.[36] Besteht diese tatsächliche Verantwortung i.S.d. § 1600 III 1 BGB „[...]wird unwiderleglich vermutet, dass eine sozialfamiliäre Beziehung besteht."[37]

2. Wichtigsten Rechte und Pflichten des leiblichen Vaters

Besteht bereits eine rechtliche Vaterschaft i.S.d. §1592 BGB kommen ihm keine der oben aufgeführten Rechte und Pflichten zu. Allerdings ermöglicht der 2013 eingeführte § 1686a BGB dem leiblichen, nicht rechtlichen Vater unter bestimmten Voraussetzungen ein Umgangs- sowie Auskunftsrecht.[38] Diese können im gerichtlichen Verfahren geltend gemacht werden. Hierfür bedarf es eines Antrages gem. § 167a FamFG. Des Weiteren ist es im Rahmen des Verfahrens möglich, inzident die Feststellung der leiblichen Vaterschaft vorzunehmen.[39] Dies dient allerdings nur der Beweisaufnahme und hat keine rechtliche Auswirkung auf die bisher bestehende rechtliche Vaterschaft.[40] Demnach ergeben sich für den festgestellten leiblichen Vater auch keine unmittelbaren rechtlichen Folgen bzw. Pflichten.[41] Auch aus dem möglicherweise erteilten Umgangsrecht resultiert keine Umgangspflicht.[42]

III. Gegenüberstellung

Aufgrund dieser doch signifikanten Unterschiede bezüglich der Rechte und Pflichten der leiblichen und rechtlichen Vaterschaft ist es von entscheidender Bedeutung (bei Auseinanderfall von rechtlicher und leiblicher Vaterschaft) ob man bei Geburt des Kindes als rechtlicher oder leiblicher, nicht rechtlicher Vater „qualifiziert" wird. Grundsätzlich wird dem rechtlichen und sozialen Vater gegenüber dem leiblichen Vater Vorrang eingeräumt.[43] Dem leiblichen, nicht rechtlichen Vater stehen mithin nur Umgangs-und Auskunftsrechte aus §

---

[34] BeckOGK/*Reuß* § 1600 Rn. 89.
[35] Diese liegt vor, wenn der rechtliche Vater mit der Mutter des Kindes verheiratet ist oder mit dem Kind längere Zeit in häuslicher Gemeinschaft zusammengelebt hat.
[36] Vgl BGH NJW 2007, 1677 (1681).
[37] BeckOGK/*Reuß* § 1600 Rn. 87.
[38] Vgl. BeckOGK/*Altrogge* § 1686a Rn. 1.
[39] Ebd.
[40] Vgl. *Aust* S. 275 f.; Siehe auch: *BT-Drucks.* 17/12163 S. 14.
[41] Siehe: Vgl. BeckOGK/*Altrogge* § 1686a Rn. 22.
[42] Ebd.
[43] Vgl. *Löhning* ZRP 2017, 205 (206).

1686a BGB zu. Er ist mithin „*[...]ein halber Vater mit einigen Rechten, aber ohne Status und daraus folgende Pflichten.* "[44] Mittels pränataler Vaterschaftstests könnte schon vor der Geburt Klarheit bezüglich der Abstammungsverhältnisse geschaffen werden und eine „falsche" primäre Vater-Kind- Zuordnung[45] des nicht leiblichen als rechtlichen Vater verhindert werden, welche dann auch nicht mehr nachträglich mittels Vaterschaftsanfechtungen beseitigt werden müssten.[46]

C. Abstammungsgutachten in Form eines Vaterschaftstests

Ein Abstammungsgutachten dient der Klärung der Abstammung, wobei die genetischen Verwandtschaftsverhältnisse zwischen den Betroffenen ermittelt werden.[47] Grundsätzlich gibt es verschiedene Methoden ein solches Gutachten zu erstellen. Allerdings sollen im weiteren Verlauf der Arbeit nur die vom GenDG umfassten Methoden berücksichtigt werden. Demnach beschränken sich diese auf labortechnische Untersuchungsmöglichkeiten, explizit gem. § 3 Nr. 2 b GenDG auf die Untersuchung von Ribonukleinsäure (RNA) sowie Desoxyribonukleinsäure (DNA), sog. DNA- bzw. RNA- Analyse.[48] Diese Methode des Verwandtschaftsnachweises wird auch genetischer Fingerprint bzw. genetischer Fingerabdruck genannt.[49] Durch den Vergleich der DNA- Merkmale des Auftraggebers und der Person, zu der das Verwandtschaftsverhältnis geklärt werden soll, lässt sich das Verwandtschaftsverhältnis ermitteln .[50] Am häufigsten sind Auftraggeber Männer, die Zweifel an ihrer Vaterschaft haben.[51] Idealerweise bedarf es für den Vergleich der DNA- Merkmale zwischen (mutmaßlichem) Vater und Kind sowohl genetische Proben von Vater und Kind als auch von der Mutter, um ein sicheres Untersuchungsergebnis zu erhalten.[52]

I. Gendiagnostikgesetz als gesetzliche Grundlage

Die gesetzliche Grundlage zur Durchführung von Abstammungsgutachten bildet das 2010 eingeführte Gendiagnostikgesetz (GenDG). Es soll vor allem - angesichts der stetigen Entwicklungen im Bereich der Humangenomforschung und dessen Erkenntnismöglichkeiten

---

[44] *Löhning* ZRP 2017, 205 (206).
[45] Vgl. *Schröder* S. 141.
[46] Siehe: *Schröder* S. 187.
[47] Vgl. *Schillhorn/Heidemann* § 2 Rn. 12.
[48] Vgl. *BT-Drucks.* 16/10532 S. 21.
[49] Siehe: *Wrba/Dolznig/Mannhalter* Kapitel 4.7.1 S. 158; Auch: *Scherrer* S. 9.
[50] Hierzu: *BT-Drucks.* 16/10532 S. 33.
[51] Ebd.
[52] Vgl. *BT-Drucks.* 16/10532 S. 33.

durch Untersuchung von menschlichen genetischen Eigenschaften und den daraus resultierenden genetischen Informationen – dem Schutz der gewonnen genetischen Daten, Verhinderung von genetischer Diskriminierung sowie einer guten Untersuchungspraxis dienen.[53] Dem Schutz des Rechts auf informationelle Selbstbestimmung kommt hierbei ein hoher Stellenwert zu.[54] Dieses ergibt sich aus dem allgemeinen Persönlichkeitsrecht (Art. 2 I GG i.V.m Art. 1 I GG) und gewährleistet *„[...] grundsätzlich selbst über die Preisgabe und Verwendung seiner persönlichen Daten zu bestimmen."*[55]

1. Persönlicher Anwendungsbereich

Gem. § 2 I GenDG bezieht sich der persönliche Anwendungsbereich des GenDG auf bereits geborene Menschen (postnatal), Embryonen sowie Föten während der Schwangerschaft (pränatal). Gem. § 8 I Alt. 1 ESchG ist ein Embryo bereits die befruchtete, entwicklungsfähige menschliche Eizelle vom Zeitpunkt der Kernverschmelzung an (Legaldefinition)[56] sowie gem. § 8 I Alt. 2 ESchG jede einem Embryo entnommene totipotente Zelle. Unter dem Zeitpunkt der Kernverschmelzung versteht man die *„[...] „Verschmelzung" des mütterlichen mit dem väterlichen Pronukleus (Vorkern) zu einem neuen diploiden Chromosomensatz (Konjugation)."*[57] Dieser Vorgang der Vereinigung stellt nach ca. 18-24 Stunden das Ende der Befruchtung dar.[58] Die befruchtete Eizelle wird dann als „Zygote" definiert.[59] Der Zeitraum der Schwangerschaft beginnt mit Einnistung der Zygote in die Gebärmutterschleimhaut (circa 11-12 Tagen nach der Befruchtung abgeschlossen) - Nidation genannt - und endet mit Vollendung der Geburt.[60] Circa ab der 9. Schwangerschaftswoche, nach Ausbildung der inneren Organe, wird das Ungeborene als Fötus bezeichnet.[61] Das GenDG findet demnach keine Anwendung bei Embryonen und Eizellen, die sich nicht bzw. noch nicht im Körper der Mutter befinden.[62] Somit ist die Präimplantationsdiagnostik (PID) als auch die Polkörperdiagnostik nicht vom personellen Anwendungsbereich des GenDG umfasst.[63] Die

---

[53] Hierzu: *BT-Drucks.* 16/10532 S. 1.
[54] Vgl. *BT-Drucks.* 16/10532 S. 1; Siehe auch: Erbs/Kohlhaas/*Häberle* Vor. Rn. 1.
[55] Vgl. BVerfGE 65, 1 Rn. 147.
[56] Siehe hierzu: Spickhoff/*Müller-Tepitz* ESchG § 8 Rn. 1.
[57] Spickhoff/*Müller-Tepitz* ESchG § 8 Rn. 1.
[58] Siehe: Spickhoff/*Müller-Tepitz* ESchG § 8 Rn. 1.
[59] Ebd.
[60] Vgl. *Joerden/Uhlig* Kapitel 6.2 S. 95 f.; Auch: *Schillhorn/Heidemann* § 2 Rn. 4.
[61] So: *Schillhorn/Heidemann* § 2 Rn. 6.
[62] Vgl. *Schillhorn/Heidemann* § 2 Rn.7; Auch: Spickhoff/*Fenger* GenDG § 2 Rn. 1.
[63] Ebd.

Pränataldiagnostik (PND) hingegen, sowohl nichtinvasiv (NIPD) als auch invasiv (PND), ist problemlos umfasst.[64]

2. Sachlicher Anwendungsbereich

Vom sachlichen Anwendungsbereich umfasst sind gem. § 2 I GenDG genetische Untersuchungen, im Rahmen von genetischen Untersuchungen durchgeführte genetische Analysen sowie der Umgang mit gewonnenen genetischen Proben und Daten bei genetischen Untersuchungen. Allerdings dürfen genetische Untersuchungen sowie genetische Analysen nur zu medizinischen Zwecken, zur Klärung der Abstammung sowie im Versicherungsbereich und im Arbeitsleben durchgeführt werden. Auch für die Gewinnung der genetischen Proben und die Erhebung genetischer Daten gilt dieselbe Einschränkung.[65] Gem. § 3 I Nr. 1 GenDG ist eine genetische Untersuchung eine auf den Untersuchungszweck gerichtete genetische Analyse zur Feststellung genetischer Eigenschaften oder vorgeburtliche Risikoabklärung einschließlich der Beurteilung der Ergebnisse. Eine genetische Analyse gem. § 3 Nr. 2 GenDG ist eine auf die Feststellung genetischer Eigenschaften gerichtete Analyse. Die umfassten labortechnischen Analysemethoden (zytogenetische Analyse, molekulargenetische Analyse und Genproduktanalyse) sind unter den Buchstaben a bis c aufgelistet.[66] Des Weiteren findet sich die Definition der genetischen Probe in § 3 Nr. 10 GenDG sowie die Definition genetischer Daten in § 3 Nr. 11 GenDG. Ein Abstammungsgutachten basiert auf *„[...] der Erfassung und Protokollierung einer größeren Anzahl von definierten genetischen Strukturen, die dadurch gekennzeichnet sind, dass sie keine Informationen über Eigenschaften einer Person liefern [...]"*[67]. Mithin dient es der Feststellung genetischer Eigenschaften und stellt somit eine genetische Untersuchung i.S.d. § 3 I Nr. 1 a) dar. Außerdem sind genetische Untersuchungen zur Klärung der Abstammung auch ausdrücklich vom Anwendungsbereich des GenDG (siehe § 2 I GenDG) umfasst. Darüber hinaus befasst sich § 17 GenDG ins Detail mit genetischen Untersuchungen zur Klärung der Abstammung, sowohl prä-, als auch postnatal. Die Einführung des § 17 GenDG basierte vor allem auf der Tatsache, dass es vermehrt zur Durchführung von heimlichen Vaterschaftstest bzw. Abstammungsgutachten gekommen ist.[68] Dies ist darauf zurückzuführen, dass es schon anhand geringer Menge DNA- haltiger Körpersubstanz möglich geworden ist, genetische Daten zu ermitteln. Auch finden sich immer

---

[64] Vgl. hierzu: *Joerden/Uhlig* Kapitel 6.2.2 S. 96.
[65] Vgl. *Schillhorn/Heidemann* § 2 Rn. 8.
[66] Siehe: *BT-Drucks.* 16/10532 S. 20 f.
[67] *Zang* MedR (2015) S. 694.
[68] Vgl. *Braun* FPR 2011, 386.

mehr private Labore, viele auch im Internet, die solche Untersuchungen anbieten.[69] Die für die Durchführung des Abstammungsgutachtens benötigte Probe DNA- haltiger Körpersubstanz ist vom Auftraggeber des Abstammungsgutachten leicht und vor allem auch ohne bzw. gegen den Willen der Person zu beschaffen, zu der sich der Auftraggeber Klärung der Verwandtschaftsverhältnisse wünscht.[70] Solche heimlich durchgeführten Vaterschaftstests waren – bis zur Einführung des GenDG – zwar vor Gericht unzulässig allerdings sanktionsfrei.[71] Angesichts dessen, vor allem zum Schutz des Rechts auf informationelle Selbstbestimmung (Art. 2 I i.V.m Art. 1 GG) der betroffenen Person, in welches durch die Durchführung von heimlichen Abstammungsgutachten immens eingegriffen wird, regelt § 17 GenDG explizit die Anforderungen an eine wirksame Durchführung von Abstammungsgutachten.[72] § 17 VI GenDG widmet sich konkret der pränatalen Abstammungsuntersuchung. Bei Verstoß gegen die Vorgaben des § 17 GenDG regelt § 26 I Nr. 6 und 7 GenDG die Sanktionierung.

II. Anforderungen an postnatales [73] Abstammungsgutachten

1. Erfolgte Aufklärung gem. § 17 I 1 GenDG sowie Einwilligung

Gem. § 17 I 1 Hs. 1 und 2 Hs. 2 GenDG bedarf es der Aufklärung der Person, deren genetische Probe untersucht und gewonnen werden soll (betroffene Person). Die Aufklärung umfasst gem. § 17 I 2 Hs. 2 GenDG i.V.m. § 9 II Nr. 1 Hs. 2, Nr. 2-5 und III vor allem Zweck, Art, Umfang und Aussagekraft der genetischen Untersuchung (§ 9 II Nr. 1 Hs.1 GenDG) sowie gesundheitliche Risiken bei der Gewinnung der Probe (§ 9 II Nr. 2 GenDG). Des Weiteren muss diese gem. § 17 I 2 GenDG von der, für die Vornahme der Untersuchung verantwortliche Person, durchgeführt sowie dokumentiert werden. Außerdem muss die betroffene Person schriftlich gem. § 17 I 1 Hs.2 GenDG i.V.m § 8 GenDG sowohl in die Untersuchung als auch in die Gewinnung der genetischen Probe ausdrücklich eingewilligt haben.[74] Diese Einwilligung muss auch von der verantwortlichen Person eingeholt werden. Eine Ausnahme vom Einwilligungsvorbehalt bildet § 17 VII GenDG.

---

[69] Hierzu: *BT-Drucks.* 16/10532 S.33.
[70] Vgl. *BT-Drucks.* 16/10532 S. 33.
[71] Siehe: BGHZ 162, 143; Hierzu auch: *Braun* FPR 2011, 386.
[72] Vgl. *Schillhorn/Heidemann* § 17 Rn. 1.
[73] Grundsätzlich wird von einem noch minderjährigen Kind ausgegangen.
[74] Siehe: *Braun* FRP 2011, 386 (389).

2. Verantwortliche Person i.S.d. § 17 I 2 GenDG

Gem. § 17 IV GenDG sind verantwortliche Personen i.S.d. § 17 I 2 GenDG Ärztinnen oder Ärzte sowie auf dem Gebiet der Abstammungsbegutachtung erfahrene nichtärztliche Sachverständige mit abgeschlossener naturwissenschaftlicher Hochschulausbildung.

3. Gewinnung der genetischen Probe

Grundsätzlich kann aus jeder Körperzelle DNA gewonnen werden.[75] Im Rahmen eines Vaterschaftstests eignen sich Blutzellen (Lymphozyten), die mittels Blutabnahme gewonnen werden, Zellen der Mundschleimhaut, die aus einer Speichelprobe oder einem Schleimhautabstrich gewonnen werden, Hautzellen (Fibroblasten) sowie Haare.[76] Hauptsächlich werden heutzutage zur Durchführung von Abstammungsgutachtens bzw. Vaterschaftstests Schleimhautabstriche verwendet. Blutabnahmen werden nur noch selten durchgeführt.[77]

4. Genetische Untersuchung der Probe

Der Ablauf der Untersuchung erfolgt bei jeder Art DNA-haltiger Probe gleich. Zuerst bedarf es der Isolierung der DNA. Dies erfolgt durch Aufbrechen der Zellen und anschließender Reinigung der darin enthaltenen DNA.[78] Für die weitere Analyse werden nur bestimmte, nicht codierte DNA-Abschnitte, sog. „Short Tandem Repeats" (STR) benötigt.[79] Hierbei handelt es sich um kurze, sich hintereinander wiederholende Basenpaarabfolgen (z.B. TATA..., CTCT...), welche bei jedem Mensch in unterschiedlicher Anzahl vorliegen.[80] Diese STR werden dann mittels Polymerase Kettenreaktion (PCR) vervielfältigt.[81] Durch die im Anschluss durchgeführte Elektrophorese werden die DNA-Abschnitte in ihre einzelnen Fragmente der Größe nach aufgetrennt und somit wird deren Häufigkeit pro Basenpaarabfolge sichtbar.[82] Anhand dieses entstandenen STR-Musters kann mittels Vergleich von anderen STR-Mustern die Wahrscheinlichkeit der Verwandtschaft von Personen ermittelt werden.[83] Bei Vergleich dieser Muster von mutmaßlichen Eltern bzw. mutmaßlichem Vater und Kind, muss sich das Muster des Kindes jeweils zur Hälfte aus den Mustern der Eltern zusammensetzen.[84]

---

[75] Siehe: *Wrba/Dolznig/Mannhalter* Kapitel 4.1.1 S. 114.
[76] Hierzu: *Wrba/Dolznig/Mannhalter* Kapitel 4.1.1 S. 114; Vgl. auch: *Zschocke* Kapitel 15.2.2 S. 199.
[77] Siehe: *Zang* MedR (2015) S. 694 f.
[78] Vgl. *Wrba/Dolznig/Mannhalter* Kapitel 4.1.2 S. 115.
[79] Vgl. *Dettmeyer/Schütz/Verhoff* Kapitel 14.2 S. 225.
[80] Siehe: *Arnemann* S. 2158; Auch: *Zschocke* Kapitel 2.3 S. 14.
[81] Siehe: *Zschocke* Kapitel 15.2.3 S. 199; Vgl. auch *Wrba/Dolznig/Mannhalter* Kapitel 4.5.1 S. 139.
[82] Vgl. *Wrba/Dolznig/Mannhalter* Kapitel 4.6 S. 148.
[83] Vgl. *Dettmeyer/Schütz/Verhoff* Kapitel 14.3.3 S. 235.
[84] Vgl. *Zang* (MedR) 2015 S.694.

Die Durchführung der genetischen Untersuchung muss nicht zwingend von der verantwortlichen Person durchgeführt werden. Diese kann auch andere Personen oder Einrichtungen zur Untersuchung beauftragen, § 17 IV 2 GenDG i.V.m. § 7 II GenDG.

5. Ergebnismitteilung

Grundsätzlich darf das Ergebnis des Abstammungsgutachtens nur von der verantwortlichen Person der betroffenen Person mitgeteilt werden, §17 V GenDG i.V.m. § 11 III GenDG. Gem. §§ 11 II, 7 II GenDG dürfen, von der verantwortlichen Person extern Beauftragte, das Ergebnis nur dem Auftraggeber (der verantwortlichen Person) mitteilen. Dieser teilt das Ergebnis dann wiederum der betroffenen Person mit, siehe § 11 I GenDG.

III. Anforderungen an pränatales Abstammungsgutachten

Gem. § 17 VI GenDG darf eine vorgeburtliche genetische Untersuchung zur Klärung der Abstammung – abweichend von § 15 I 1 GenDG – nur vorgenommen werden, wenn nach ärztlicher Erkenntnis an der Schwangeren eine rechtswidrige Tat nach den §§ 176 – 178 StGB begangen wurde und dringende Gründe dafür sprechen, dass die Schwangerschaft auf der Tat beruht. Mithin regelt § 17 VI GenDG eine Ausnahme vom Grundsatz des § 15 GenDG. [85]

1. § 15 GenDG

In § 15 GenDG sind die Anforderungen an eine vorgeburtliche genetische Untersuchung – auch Pränataldiagnostik (PND) genannt - geregelt. Diese umfasst diagnostische Untersuchungsmethoden, die am Embryo bzw. Fötus im Mutterleib durchgeführt werden.[86] Solche Untersuchungen dürfen allerdings nur zu medizinischen Zwecken vorgenommen werden. Vor allem sollen mittels pränataler Diagnostik mögliche Gesundheitsstörungen des Embryos bzw. Fötus rechtzeitig erkannt und behandelt, Risikoschwangerschaften und Risikogeburten so früh wie möglich erkannt sowie Gefahren für Mutter und ungeborenes Kind abgewendet werden.[87] Eine genetische Untersuchung zu medizinischen Zwecken ist gem. § 3 Nr. 6 GenDG eine diagnostische oder prädiktive genetische Untersuchung. In § 3 Nr.7 und 8 GenDG werden die Begriffe der diagnostischen und prädiktiven genetischen Untersuchung legaldefiniert. Eine Untersuchung zur Klärung der Abstammung stellt unproblematisch eine genetische Untersuchung i.S.d. § 3 Nr. 1 GenDG dar (s.o.), lässt sich allerdings weder unter eine diagnostische noch unter eine prädiktive genetische Untersuchung subsumieren. Demnach sind pränatale Abstammungsgutachten nicht vom Anwendungsbereich des § 15 GenDG

---

[85] Vgl. *Schillhorn/Heidemann* § 17 Rn. 28.
[86] Vgl. *Heinrichs/Spranger/Tambornino* MedR (2012) S. 625.
[87] Vgl. *Heinrichs/Spranger/Tambornino* MedR (2012) S. 625.

umfasst und mithin grundsätzlich nicht zugelassen. Wie bereits erwähnt ermöglicht § 17 VI GenDG trotzdem eine pränatale Abstammungsuntersuchung, wenn dessen weitere Voraussetzungen vorliegen.

2. Arztvorbehalt

Die pränatale Abstammungsklärung steht, abweichend von den anderen genetischen Untersuchungen des § 17 GenDG, unter Arztvorbehalt.

a) Ärztliche handelnde Person

Die Aufklärung bezüglich der Probeentnahme sowie die Probeentnahme an sich durch einen Frauenarzt zu erfolgen.[88] Auch die Feststellung der dringenden Gründe für den Zusammenhang von Schwangerschaft und Straftat hat von dieser zu erfolgen.[89]

b) Verantwortliche Person

Die zur Durchführung der genetischen Untersuchung verantwortliche Person muss – im Gegensatz zu § 17 IV GenDG – auch Ärztin bzw. Arzt sein.[90]

3. §§ 176 – 178 StGB

An der Schwangeren müsste nach ärztlicher Erkenntnis eine rechtswidrige Tat nach §§ 176 – 178 StGB begangen worden sein. Diese umfassen sexuellen sowie schweren sexuellen Missbrauch von Kindern; sexuellen Missbrauch von Kindern mit Todesfolge; sexuelle Übergriffe, sexuelle Nötigung, Vergewaltigung sowie sexuelle Übergriffe, sexuelle Nötigung und Vergewaltigung mit Todesfolge. Grundsätzlich sind die Erkenntnismöglichkeiten des Arztes begrenzt. Zwar kann er mittels körperlicher Untersuchung der Schwangeren den dargelegten Sachverhalt verifizieren allerdings ist dies bei einer länger zurückliegenden Sexualstraftat nicht mehr möglich.[91] Hier bleiben, abgesehen von der medizinischen Möglichkeit der Ermittlung der bisherigen Dauer der Schwangerschaft, nur noch die Auskünfte der Schwangeren als einziges Erkenntnismittel.[92] Demnach hat die Schwangere plausibel darzulegen, dass eine Vergewaltigung auch wirklich stattgefunden hat.[93] Dem Arzt kommt hierbei ein gewisser Beurteilungsspielraum zu.[94] Ein laufendes Strafverfahren diesbezüglich ist nicht erforderlich.[95]

---

[88] Vgl. *Schillhorn/Heidemann* § 17 Rn. 28b.
[89] Siehe: *Zang* MedR (2015) S. 696.
[90] Ebd.
[91] Vgl. NK-StGB/*Merkel* § 218a Rn. 153.
[92] Siehe: NK-StGB/*Merkel* § 218a Rn. 154.
[93] Vgl. *Dettmeyer* Kapitel 8.1.3 S. 164.
[94] Vgl. Schönke/Schröder/*Eser/Weißer* § 218a Rn. 36
[95] Siehe: Schönke/Schröder/*Eser/Weißer* § 218a Rn. 48.

4. Zusammenhang zwischen Schwangerschaft und Straftat

Es bedarf gem. § 17 VI GenDG „dringende Gründe" die für die Annahme sprechen, dass die Schwangerschaft auf der Straftat beruht. Hierfür bedarf es einen hohen Wahrscheinlichkeitsgrad, dass die Schwangerschaft durch einen rechtswidrig handelnden Mann herbeigeführt wurde.[96] Ist dieser Grad an Wahrscheinlichkeit vorhanden, sind die „[...] für die ärztliche Erkenntnis sprechenden Gründe als „dringend" zu bewerten [...]."[97]

5. Gewinnung der genetischen Probe

a) Invasiv (PND)

aa) Chorionzottenbiopsie (Punktion des Mutterkuchens)

Mittels Chorionzottenbiopsie (CVS) können plazentare Zellen entnommen werden.[98] Hierfür wird eine Hohlnadel durch die Bauchdecke der Schwangeren in die Plazenta eingeführt und eine Gebeprobe aus der Plazenta entnommen.[99] Die CVS ist bereits ab der 10. – 11. Schwangerschaftswoche durchführbar.[100] Der Eingriff erhöht das Fehlgeburtsrisiko um ca. 0,5 – 1 %.[101]

bb) Amniozentese (Fruchtwasserpunktion)

Mittels Amniozentese (AC) können Fruchtwasserzellen entnommen werden.[102] Hierbei wird wieder eine Hohlnadel durch die Bauchdecke, allerdings in die Fruchthöhle eingeführt, um dort Fruchtwasser zu entnehmen.[103] Eine AC ist ab der 14. Schwangerschaftswoche möglich.[104] Die Erhöhung des Fehlgeburtsrisikos liegt hier bei einer Wahrscheinlichkeit von ca. 0,5 %.[105]

b) Nichtinvasiv (NIPD)

Grundsätzlich befinden sich im Blut der Schwangeren neben ihrer eigenen DNA auch zellfreie DNA-Fragmente des Fötus, welche aufgrund von zellulären Abbauprozessen in der Plazenta in den Blutkreislauf der Mutter gelangen.[106] Die Anzahl dieser fetalen DNA-Fragmente steigt im Verlauf der Schwangerschaft stetig an.[107] Seit 2011 ist der sog. Nicht-invasive Pränatale Test (NIPT) bzw. das nicht-invasives pränatales Screening (NIPT) klinisch verfügbar und

---

[96] Vgl. Schönke/Schröder/*Eser/Weißer* § 218a Rn. 49.
[97] *Schillhorn/Heidemann* § 17 Rn. 29.
[98] Vgl. *Zschocke* Kapitel 15.2.2 S. 199.
[99] Siehe: *Gasiorek-Wiens* Kapitel 2.5.3 S. 25.
[100] Vgl. *Schaaf* Kapitel 17.2.1 S. 227.
[101] Vgl. *Schaaf* Kapitel 17.2.1 S. 228.
[102] Vgl. *Zschocke* Kapitel 15.2.2 S. 199.
[103] Vgl. *Gasiorek-Wiens* Kapitel 2.5.3 S. 24.
[104] Hierzu: *Schaaf* Kapitel 17.2.2 S. 228.
[105] Ebd.
[106] Siehe: *Cramer* MedR (2013) S. 764.
[107] Hierzu: *Schaaf* Kapitel 17.1.3 S. 226.

ermöglicht mittels Blutabnahme der Schwangeren eine genetische Untersuchung der darin enthaltenen fetalen DNA.[108] Seit Mitte 2012 ist dies auch in Deutschland möglich.[109] Bereits ab der 10. Schwangerschaftswoche können solche Untersuchungen durchgeführt werden.[110] Eine Erhöhung der Fehlgeburtswahrscheinlichkeit entsteht hierbei nicht.[111] Trotz der Tatsache, dass auch hier eine Nadel in den Körper der Schwangeren eindringt und mithin ein „minimal-invasiver" Eingriff vorliegt, zählt die Blutabnahme trotzdem zu den nichtinvasiven Methoden.[112]

6. Durchführung der genetischen Untersuchung

Sowohl bei den invasiven als auch bei den nichtinvasiven Methoden bedarf es der Trennung der fetalen DNA-Fragmente von der mütterlichen DNA. Nach erfolgreicher Isolierung der fetalen DNA erfolgt der weitere Ablauf der Untersuchung identisch zum postnatalen. Hier ist auf die Ausführungen von C. II. d) zu verweisen.

7. Ergebnismitteilung

Hier gelten die gleichen Anforderungen wie für die Durchführung eines postnatalen Abstammungsgutachtens (s.o.)

D. Problematik des pränatalen Vaterschaftstests

I. Verbindung der Pränataldiagnostik mit Schwangerschaftsabbruch

1.Gesetzliche Regelung des Schwangerschaftsabbruchs

Grundsätzlich ist gem. § 218 StGB ein Schwangerschaftsabbruch strafbar. Abgesehen davon regelt § 218a StGB die Straflosigkeit des Schwangerschaftsabbruches unter bestimmten Voraussetzungen. Ein indikationsloser straffreier Schwangerschaftsabbruch ist möglich,[113] wenn die Schwangere gem. § 218a I Nr. 1 StGB den Eingriff verlangt sowie sich mindestens drei Tage vor dem Eingriff einer Beratung i.S.d. § 219 StGB unterzogen hat (sog. 3-Tages-Karenz)[114]. Des Weiteren muss der Abbruch gem. § 218a I Nr. 2 StGB von einem Arzt vorgenommen werden und seit der Empfängnis dürfen gem. § 218a I Nr. 3 StGB nicht mehr

---

[108] Ebd.
[109] Siehe: *Cramer* MedR (2013) S. 764.
[110] Hierzu: *Schaaf* Kapitel 17.1.3 S. 226.
[111] Vgl. *Heinrichs/Spranger/Tambornino* MedR (2012) S. 628.
[112] Hierzu: *Hillmer* S. 34.
[113] Vgl. NK-StGB/*Merkel* § 218a Rn. 2.
[114] Vgl. MüKoStGB/*Gropp* § 218a Rn. 79.

als zwölf Wochen vergangen sein. Man spricht hier von der sogenannten 12-Wochen-Frist.[115] Ein Schwangerschaftsabbruch aufgrund medizinisch-sozialer Indikation gem. § 218a II StGB ist gerechtfertigt[116], wenn der Abbruch durchgeführt werden soll, um eine Gefahr für das Leben oder die Gefahr einer schwerwiegenden Beeinträchtigung des körperlichen oder seelischen Gesundheitszustandes der Schwangeren abzuwenden, und die Gefahr nicht auf eine andere für sie zumutbare Weise abgewendet werden kann. Ein Schwangerschaftsabbruch i.S.d. § 218a II StGB ist auch dann gerechtfertigt, wenn ein Fetus *„[...] wegen seiner Schädigung [„Behinderung"] eine unzumutbare Gesundheitsbedrohung für die Schwangere darstellt."*[117] Diese Gesundheitsbedrohung kann sowohl physischer als auch psychischer Natur sein.[118] Hier bedarf es weder einer Konfliktberatung i.S.d. § 219 StGB noch ist eine Zeitgrenze festgelegt.[119] Demnach wäre ein Abbruch bei Vorliegen einer medizinisch-sozialen Indikation bis Geburtsbeginn erlaubt.[120] Der Schwangerschaftsabbruch aufgrund kriminologischer (bzw. ethischer)[121] Indikation gem. § 218a III StGB ist dann gerechtfertigt, wenn nach ärztlicher Erkenntnis an der Schwangeren eine rechtswidrige Tat nach den §§ 176 – 178 StGB begangen worden ist und dringende Gründe für die Annahme sprechen, dass die Schwangerschaft auf der Tat beruht.[122] Des Weiteren dürfen seit der Empfängnis nicht mehr als 12 Wochen vergangen sein. Auch hier bedarf es keiner Konfliktberatung i.S.d. § 219 StGB.

2. Zusammenhang von Pränataldiagnostik und Schwangerschaftsabbruch

Eine Pränataldiagnostik i.S.d. § 15 GenDG kann bereits ab der 11. Schwangerschaftswoche in Form einer CVS erfolgen. Aufgrund der frühen Durchführungsmöglichkeit einer solchen Untersuchung besteht die Möglichkeit eines Schwangerschaftsabbruchs nach § 218a I StGB. Meisten sind die mittels Pränataldiagnostik festgestellten genetischen Krankheiten nicht fetaltherapeutisch behandelbar.[123] Wird eine solche schwere genetische Erkrankung des Embryos bzw. Fötus festgestellt, ist – aufgrund der medizinisch-sozialen Indikation – ein Schwangerschaftsabbruch bis zum Ende der Schwangerschaft rechtlich möglich.[124] Aufgrund dessen wird die Pränataldiagnostik oftmals im Zusammenhang mit Schwangerschaftsabbrüchen gesehen, sogar wird teilweise die Untersuchung von der

---

[115] Siehe: Schönke/Schröder/*Eser/Weißer* § 218a Rn. 37.
[116] Vgl. NK-StGB/*Merkel* § 218a Rn. 2.
[117] NK-StGB/*Merkel* § 218a Rn. 97.
[118] Siehe: NK-StGB/*Merkel* § 218a Rn. 97.
[119] Vgl. Lackner/Kühl/*Kühl* § 218a Rn. 7a; Auch: *Dettmeyer* Kapitel 8.1.2 S. 163.
[120] Siehe: *Dettmeyer* Kapitel 8.1.2 S. 163.
[121] Vgl. NK-StGB/*Merkel* 218a Rn. 143.
[122] Genauere Ausführungen siehe C. III. 1.
[123] Vgl. *Schaaf* Kapitel 18.2 S. 232.
[124] Siehe: *Dettmeyer/Schütz/Verhoff* Kapitel 19.10.4 S.291.

Zulässigkeit des Schwangerschaftsabbruchs abhängig gemacht.[125] Auch wird sie mit der Selektion von normabweichendem Leben verbunden.[126] Allerdings wurden von den 2019 durchgeführten Schwangerschaftsabbrüchen in Deutschland nur 3875 von insgesamt 100893 aufgrund medizinischer Indikation abgebrochen. Über 96 % der Abbrüche erfolgten indikationslos nach der Beratungsregelung.[127]

3. Pränataler Vaterschaftstest und Schwangerschaftsabbruch

Was zugleich ins Auge fällt ist die Tatsache, dass § 17 VI GenDG dem § 218a III StGB entspricht. Hierbei wird deutlich, dass der Gesetzgeber bei einem, nach den Voraussetzungen des § 17 VI GenDG, durchgeführten pränatalen Vaterschaftstest davon ausgeht, die Schwangere möchte die Schwangerschaft abbrechen. Vor allem verkannt wird allerdings, dass es oft *„[...] primär gar nicht um den Wunsch der Schwangeren nach einem Abbruch ihrer Schwangerschaft geht, sondern vielmehr um die Klärung der Frage, ob die Schwangerschaft vom Vergewaltiger oder vom Partner stammt. "*[128]

II. Verfassungsrechtliche Sicht

Im Folgenden soll nun abgewogen werden, ob ein pränataler Vaterschaftstest auch abgesehen von der Ausnahme des § 17 VI GenDG zulässig sein könnte. Hierfür werden die möglicherweise betroffenen Grundrechte des ungeborenen Kindes sowie der werdenden Eltern beleuchtet. Es wird davon ausgegangen, dass diese miteinander verheiratet sind.

1. Rechte des ungeborenen Kindes

Grundsätzlich ist der Staat verpflichtet menschliches Leben, auch das des Ungeborenen, zu schützen.[129] Aus dieser Schutzpflicht resultiert die Anwendbarkeit der Menschenwürdegarantie auf das pränatale Leben.[130] Als Ausfluss der Menschenwürde kommt dem Ungeborenen demnach auch das Recht auf Leben aus Art. 2 II 1 GG zu.[131]

a) Menschenwürde, Art. 1 I GG

Die Menschenwürde des Art. 1 I GG kommt *„[...] jedem Wesen der Gattung „Mensch "[...] "*[132] zu. Unbedeutend ist, ob sich dieser der Würde wirklich bewusst ist. Sie steht mithin *„[...]*

---

[125] Vgl. *Glaubitz* S. 19.
[126] Vgl. *Glaubitz* S. 63.
[127] Vgl. *Statistisches Bundesamt* Tabellenteil 2.2.
[128] *Zang* MedR (2015) S. 695.
[129] Vgl. BVerfGE 88, 203 Rn. 251.
[130] Hierzu: BVerfGE 88, 203 Rn. 252; Vgl. auch: Müller-*Terpitz* S. 141; Auch: *Hillmer* S. 103.
[131] Vgl. BVerfGE 88, 203 Rn. 252.
[132] BeckOK GG/*Hillgruber* Art. 1 Rn. 3.

menschlichem Leben von Beginn seiner Existenz zu, auch schon im Mutterleib[...]"[133] Fraglich ist allerdings, wann dieses menschliche Leben beginnt. Teilweise wird dieses schon zum Zeitpunkt der Kernverschmelzung angenommen,[134] teilweise wird das Vorliegen von menschlichem Leben erst bei Nidation bejaht.[135] Eine Entscheidung ist für den weiteren Verlauf der Arbeit allerdings nicht von Nöten, da die Schwangerschaft erst mit Nidation beginnt, mithin ein Schwangerschaftsabbruch i.s.d § 218 StGB auch erst nach erfolgter Nidation erfolgen kann. Grundsätzlich ist eine Verletzung der Menschenwürde nicht gerechtfertigt.[136]

b) Recht auf Leben und körperliche Unversehrtheit, Art. 2 II 1 GG

Leben i.S.d. Art. 2 II 1 GG meint das *„[...] körperliche Dasein, also die biologisch-physische Existenz."*[137] Auch hier ist jedenfalls mit Nidation der Beginn von menschlichem Leben zu bejahen.[138] Ein Eingriff in das Recht auf Leben ist zwar nicht ausgeschlossen, bedarf allerdings erhöhten Rechtfertigungsvoraussetzungen, vor allem da ein Eingriff in das Recht auf Leben immer den Tod bedeutet.[139] Auch die körperliche Unversehrtheit schützt, als Zwischenstadium zu lebensbeendenden Maßnahmen, die biologisch-physiologische Integrität. Hier geht es um dessen partielle Beeinträchtigung.[140]

c) Allgemeines Persönlichkeitsrecht, Art. 2 I i.V.m. Art. 1 I GG

Das BVerfG hat sich bislang noch nicht dazu geäußert, ob das Ungeborene auch grundrechtsfähig sein kann, oder ob es nur in seinem Recht auf Leben durch den Staat geschützt wird.[141] Interessant ist vor allem, ob ihm möglicherweise das Recht auf informationelle Selbstbestimmung sowie das Recht auf Nichtwissen zukommen könnte, welches beides Unterfälle des allgemeinen Persönlichkeitsrechts (APR) aus Art. 2 I i.V.m. Art 1 I GG darstellen.[142] Dies ist allerdings zu verneinen, da das APR grundsätzlich auf Personen zugeschnitten ist, die *„[...] sich in sozialen Bezügen entfalten [können] und zudem über eine abschirmbare Privatsphäre verfügen."*[143] Somit scheidet eine Anwendung auf das Ungeborene aus.[144]

---

[133] BeckOK GG/*Hillgruber* Art. 1 Rn. 4.
[134] Vgl. BeckOK GG/*Lang* Art. 2 Rn. 59; Vgl. auch: *Glaubitz* S. 87; Vgl. § 8 I Alt. 1 ESchG
[135] Vgl. BVerfGE 88, 203 Rn. 251.
[136] Hierzu: BeckOK GG/*Hillgruber* Rn. 10.
[137] BeckOK GG/*Lang* Art. 2 Rn. 58.
[138] Vgl. BVerfGE 88, 203 Rn. 251.
[139] Vgl. BeckOK GG/*Lang* Art. 2 Rn. 57.
[140] Siehe: *Müller-Terpitz* S. 365.
[141] Vgl. *Kingreen* § 5 Rn. 183.
[142] Vgl. BVerfGE 65,1 Rn. 41; Auch: *Müller-Terpitz* S. 372.
[143] *Müller-Terpitz* S. 373.
[144] Vgl. Dreier/*Dreier* Art. 2 I Rn. 85; Hierzu ausführlich: *Müller-Terpitz* S. 373 f. So auch: *Hillmer* S. 197 f.

2. Rechte der Eltern

a) Schutz der Ehe und Familie. Art. 6 I GG

Eine Familie i.S.d. Art. 6 I GG ist *„[...] die umfassende Gemeinschaft von Eltern und ihren Kindern."*[145] Nicht zwingend erforderlich ist eine Blutsverwandtschaft, mithin ist der rechtliche, nicht leibliche Vater eines Kindes auch vom Familienbegriff des Art. 6 I GG umfasst, wenn eine soziale Beziehung zwischen ihm und dem Kind besteht.[146] Des Weiteren ist die Ehe auch keine Voraussetzung für die Familie, mithin sind sowohl die nichteheliche Familie, die nichtverheiratete Mutter mit ihrem Kind, als auch der nichtverheiratete Vater mit seinem Kind vom Familienbegriff umfasst.[147] Vom Schutzbereich umfasst ist sowohl die Familiengründung als auch die *„[...] Ausgestaltung des familiären Zusammenlebens."*[148]

b) Schutz der Elternschaft Art. 6 II GG

Grundsätzlich haben die Eltern gem. Art. 6 II 1 GG das Recht zur Pflege und Erziehung ihrer Kinder sowie sind sie dazu auch verpflichtet. Dieses Recht der Eltern wird auch durch die §§ 1626 ff. BGB einfachgesetzlich konkretisiert.[149] Von der elterlichen Pflicht umfasst ist auch die Fürsorge für das Ungeborene, gem. §1912 II i.V.m § 1626 I BGB.[150]

Die Eltern sind als gesetzliche Vertreter des nichteinwilligungsfähigen Ungeborenen auch verpflichtet, dessen Interessen wahrzunehmen sowie zu schützen.[151] Hier kommt ihnen ein elterlicher Entscheidungsspielraum zu, der allerdings, bei nicht zum Wohlergehen des Ungeborenen geleiteten Verhaltensweisen, seine Grenzen zeigt.[152]

3. Rechte des werdenden Vaters

Aus dem allgemeines Persönlichkeitsrecht gem. Art. 2 I i.V.m. Art. 1 I GG ergibt sich auch ein Recht des rechtlichen Vaters auf Kenntnis der biologischen Abstammung des Kindes.[153] Dies betrifft auch den Fall, dass *„[...] ein Kind, als dessen Vater der Mann rechtlich angesehen und behandelt wird, könnte doch nicht von ihm abstammen."*[154]

---

[145] Vgl. BeckOK GG/*Uhle* Art.6 Rn. 14.
[146] Siehe: BeckOK GG/*Uhle* Art. 6 Rn. 15.
[147] Vgl. BeckOK GG/*Uhle* Art. 6 Rn. 16.
[148] BeckOK GG/*Uhle* Art. 6 Rn. 27.
[149] Siehe hierzu die Ausführungen bei I. 2. a).
[150] Vgl. *Hillmer* S. 285.
[151] Vgl. *Scherrer* S. 236.
[152] Ebd.
[153] Vgl. BVerfGE 117, 202 (226).
[154] BVerfGE 117, 202 (226).

4. Abwägung der widerstehenden Interessen

Angenommen der Tatsache, man würde pränatale Abstammungsgutachten uneingeschränkt zulassen, würde das Recht des Lebens des Embryos aus Art. 2 II GG in erheblichen Maße gefährdet, da bei nicht erwünschtem Ergebnis des Abstammungsgutachtens (rechtlicher Vater ist nicht leiblicher Vater des Kindes) die Möglichkeit der Abtreibung unter den Voraussetzungen des § 218a I StGB bestünde. Zwar kann nicht grundsätzlich davon ausgegangen werden, dass zwingend ein Zusammenhang zwischen dem pränatalen Abstammungsgutachten und einer Abtreibung besteht,[155] allerdings ist das Risiko – vor allem in Bezug auf das Leben des Ungeborenen – zu hoch. Auch die Tatsache, dass somit die Möglichkeit eröffnet wird, ein gesundes Kind abzutreiben, was ohne pränatales Abstammungsgutachten nicht abgetrieben werden würde, ist nicht vertretbar. Dies lässt sich auch nicht mit den entgegenstehenden Rechten der Eltern, bzw. des Vaters rechtfertigen. Etwas anderes würde sich allerdings ergeben, wenn ein straffreier Schwangerschaftsabbruch i.S.d. § 218a I StGB im vorliegenden Fall nicht möglich wäre. Somit wäre das Recht auf Leben des Embryos hinreichend geschützt und die werdenden Eltern hätten Klarheit bezüglich der Abstammung ihres Kindes.

Des Weiteren ist die Durchführung eines solchen pränatalen Vaterschaftstests seit einiger Zeit auch mittels einfacher Blutabnahme der Mutter möglich. Ein Eingriff in die körperliche Unversehrtheit des Embryos liegt, bei Anwendung dieser nichtinvasiven Methode, mithin nicht vor.

IV. Fazit

Die Auswirkungen einer falschen primären Vater- Kind-Zuordnung nach § 1592 BGB sind enorm. Eine Korrektur dieser ist nur mit erheblichem Aufwand verbunden, teilweise auch gar nicht (mehr) möglich. Die Möglichkeit eines pränatalen Vaterschaftstests würde diese falsche Einordnung verhindern. Auch würde sich dies positiv auf Vaterschaftsanfechtungsklagen sowie Sorgerechts- und Unterhaltsstreitigkeiten auswirken, da diesbezüglich ein Rückgang zu erwarten wäre. Falls es sich beispielsweise herausstellt, dass der Ehemann nicht der leibliche Vater des Kindes ist, kann sich das Ehepaar diesbezüglich umfassend Gedanken machen sowie Vorkehrungen treffen, möglicherweise sogar den leiblichen Vater in die Schwangerschaft mit einbeziehen. Des Weiteren müssten die werdenden Eltern nicht bis zur Geburt des Kindes in Ungewissheit leben, ob das Kind auch wirklich vom rechtlichen Vater abstammt. Vor allem

---

[155] Vgl. *Zang* MedR (2015) S. 695.

kann sich der werdende Vater dann ganz auf die Schwangerschaft einlassen und auch daran teilhaben. Auch die Möglichkeit der Durchführung mittels einfacher Blutentnahme der Mutter, sprechen für die Bejahung der Zulässigkeit. Allerdings ist zum Schutze des Ungeborenen eine Regelung notwendig, die eine straffreie Abtreibung aufgrund eines pränatalen Vaterschaftstests nicht ermöglicht. Der Gesetzesentwurf der FDP zur Ermöglichung vorgeburtlicher Vaterschaftstests[156] kommt diesen Anforderungen nach. Er fordert die Zulässigkeit eines vorgeburtlichen Vaterschaftstests unter den Bedingungen der Durchführung mittels nichtinvasiver Diagnostik sowie – im Hinblick auf die Verhinderung eines straffreien Schwangerschaftsabbruchs – dass die Ergebnismitteilung erst ab der 12. Schwangerschaftswoche mitgeteilt werden kann.[157] Unter diesen Voraussetzungen steht mithin der Zulässigkeit des pränatalen Vaterschaftstests nichts entgegen. Die aktuelle gesetzliche Regelung hinsichtlich der Vornahme von pränatalen Abstammungsgutachten ist schlichtweg nicht mehr zeitgemäß.

---

[156] Vgl. *BT-Drucks.* 19/16950.
[157] Ebd.

<u>Literaturverzeichnis</u>

(Aufgrund der Sondersituation derzeit nicht möglicher Präsenzausleihe in Anbetracht der Corona-Krise konnten aktuelle Lehrbücher, Monografien, etc. nicht ausreichend eingesehen und ausgewertet werden)

Arnemann, J	Short Tandem Repeat (STR). In: Gressner, Axel (Hrsg.)/ Arndt Torsten (Hrsg.): **Lexikon der Medizinischen Laboratoriumsdiagnostik**, 3. Auflage, 2019, Berlin/Heidelberg (zitiert: *Arnemann S. ...*)
Aust, Kerstin	Das Kuckuckskind und seine drei Eltern. Eine kritische Würdigung der bestehenden Rechtslage mit Vorschlägen für interessengerechte Regelungen unter rechtsvergleichenden Aspekten aus dem EMRK-Raum, 2015, Frankfurt am Main (Zugl.: Konstanz, Univ., Diss., 2015) (zitiert: *Aust S. ...*)
Braun, Stefan	Verbot heimlicher Vaterschaftstests durch das Gendiagnostikgesetz, FPR, 2011, S. 386 – 392 (zitiert: *Braun* FPR 2011, 386 (...))

Cramer, Regine	Gendiagnostikgesetz – eine Bestandsaufnahme nach drei Jahren unter besonderer Berücksichtigung des Tätigkeitsbereichs der Gynäkologen. In: Bergmann, Karl/ Dahm, Franz-Josef/ Harneit, Paul (u.a.) (Hrsg.): **Medizinrecht (MedR)**, 2013, S. 31: 763 – 767 (zitiert: *Cramer* MedR 2013 S. ...)
Dettmeyer, Reinhard	Medizin & Recht für Ärzte, 2001, Berlin/Heidelberg (zitiert: *Dettmeyer Kapitel... S. ...*)
Dettmeyer, Reinhard/ Schütz, Harald/ Verhoff, Marcel	Rechtsmedizin, 2. Auflage, 2014, Berlin/Heidelberg (zitiert: *Dettmeyer/Schütz/Verhoff* Kapitel... S. ...)
Dreier, Horst (Hrsg.)	Grundgesetz-Kommentar, Band 1: Art. 1 – 19 GG, 3. Auflage, 2013, Tübingen (zitiert: Dreier/*Bearbeiter* Art. ... Rn. ...)
Epping, Volker (Hrsg.)/ Hillgruber, Christian (Hrsg.)	Beck'sche Online-Kommentare Grundgesetz, 43. Edition, 2020, München (zitiert: BeckOK GG/*Bearbeiter* Art. ... Rn. ...)
Erbs, Georg/ Kohlhaas, Max	Strafrechtliche Nebengesetze. Band 1, 229. Ergänzungslieferung (Hrsg.: Häberle,

	Peter) ,2020, München (zitiert: Erbs/Kohlhaas/*Bearbeiter* § ... Rn. ...)
Gasiorek-Wiens, Adam	Ultraschalldiagnostik, Pränataldiagnostik in der Praxis. In: Steger, Florian (Hrsg.)/ Ehm, Simone (Hrsg.)/ Tchirikov, Michael (Hrsg.): **Pränatale Diagnostik und Therapie in Ethik, Medizin und Recht, 2014**, Berlin/ Heidelberg (zitiert: *Gasiorek-Wiens* Kapitel ... S. ...)
Glaubitz, Marius	Widersprüche im Regelungskomplex der genetischen Frühdiagnostik – eine verfassungsrechtliche Analyse, 2018, Berlin (Zugl.: Kiel, Univ., Diss., 2017) (zitiert: *Glaubitz* S. ...)
Gsell, Beate/ Krüger, Wolfgang/ Lorenz, Stephan (u.a.) (Hrsg.)	beck-online.GROSSKOMENTAR zum Zivilrecht, 2020, München (zitiert: BeckOGK/*Bearbeiter* § Rn. ...)
Heinrichs, Bert/ Spranger, Matthias/ Tambornino, Lisa	Ethische und rechtliche Aspekte der Pränataldiagnostik. Herausforderungen angesichts neuer nicht-invasiver Testverfahren. In: Bergmann, Otto/ Dahm, Franz-Josef/ Harneit, Paul (u.a.) (Hrsg.): **Medizinrecht (MedR)**, 2012, S. 30: 625 – 630 (zitiert: *Heinrichs/Spranger/Tambornino* S. ...)

Hillmer, Agnes	Patientenstatus und Rechtsstatus von Frau und Fötus im Entwicklungsprozeß der Pränatalmedizin, 2004, Frankfurt am Main (Zugl.: Bremen, Univ., Diss., 2003) (zitiert: *Hilmer* S. ...)
Joerden, Jan/ Uhlig, Carola	Vorgeburtliches Leben – rechtliche Überlegungen zur genetischen Pränataldiagnostik. In: Steger, Florian (Hrsg.)/ Ehm, Simone (Hrsg.)/ Tchirikov, Michael (Hrsg.): **Pränatale Diagnostik und Therapie in Ethik, Medizin und Recht**, 2014, Berlin/ Heidelberg (zitiert: *Joerden/Uhlig* Kapitel... S. ...)
Kindhäuser, Urs/ Neumann, Ulfrid/ Paeffgen, Hans-Ullrich (Hrsg.)	Nomos Kommentar. Strafgesetzbuch, 5. Auflage, 2017, Baden-Baden (zitiert: NK-StGB/*Bearbeiter* §... Rn. ...)
Kingreen, Thorsten/ Poscher, Ralf	Grundrechte. Staatsrecht II, 29. Auflage, 2013, Heidelberg/ München/ Landsberg (zitiert: *Kingreen* §... Rn. ...)
Lackner, Karl/ Kühl, Kristian	Strafgesetzbuch. Kommentar, 29. Auflage, 2018, München (zitiert: Lackner/Kühl/*Bearbeiter* §... Rn. ...)

Löhning, Martin

Reform des Abstammungsrechts überfällig, ZRP, 2017, S. 205 – 208 (zitiert: *Löhning* ZRP 2017, 205 (...))

Mayer, Nenja

Auskunftsansprüche betreffend die Identität des biologischen Vaters, 2014, Hamburg (Zugl.: Frankfurt am Main, Univ., Diss., 2014) (zitiert *Mayer* S. ...)

Müller-Terpitz, Ralf

Der Schutz pränatalen Lebens. Eine verfassungs-, völker- und gemeinschaftsrechtliche Statusbetrachtung an der Schwelle zum biomedizinischen Zeitalter, 2007, Tübingen (zitiert: *Müller-Terpitz* S. ...)

Münchener Kommentar zum BGB

Band 10: §§ 1589 – 1921 BGB, SGB VIII, 8. Auflage (Hrsg.: Säcker, Jürgen/ Rixecker, Roland/ Oetker, Hartmut (u.a.)), 2020, München (zitiert: MüKoBGB/*Bearbeiter* §... Rn. ...)

Münchener Kommentar zum StGB

Band 4: §§ 185 – 262 StGB, 3. Auflage (Hrsg.: Joecks, Wolfgang/ Miebach, Klaus), 2017, München (zitiert: MüKoStGB/*Bearbeiter* §... Rn. ...)

Schaaf, Christian/ Zschocke, Johannes	Basiswissen Humangenetik, 3. Auflage, 2018, Berlin (zitiert: *Bearbeiter* Kapitel S. ...)
Scherrer, Johanna	Das Gendiagnostikgesetz. Eine Darstellung unter besonderer Berücksichtigung verfassungsrechtlicher Fragestellungen, 2012, Berlin (Zugl.: Bonn, Univ., Diss., 2011) (zitiert: *Scherrer* S. ...)
Schillhorn, Kerrin/ Heidemann, Simone	Gendiagnostikgesetz. Kommentar für die Praxis, 2. Auflage, 2017, Heidelberg (zitiert: *Schillhorn/Heidemann* §... Rn. ...)
Schmidt, Rolf	Familienrecht, 10. Auflage, 2018, Bremen (zitiert: *Schmidt* S. ... Rn. ...)
Schönke, Adolf/ Schröder, Horst	Strafgesetzbuch. Kommentar, 30. Auflage, 2019, München (zitiert: Schönke/Schröder/*Bearbeiter* §... Rn. ...)
Schröder, Sandra	Wer hat das Recht zur rechtlichen Vaterschaft? Vorschlag zur Neugestaltung der rechtlichen Stellung des biologischen Vaters im Abstammungsrecht bei Bestehen einer sozial-familiären Beziehung zwischen Kind und rechtlichem Vater, 2015, Frankfurt am

Main (Zugl.: Hamburg, Univ., Diss., 2014) (zitiert: *Schröder* S. ...)

Spickhoff, Andreas (Hrsg.)

Medizinrecht, 3. Auflage, 2018, München (zitiert: Spickhoff/*Bearbeiter* Gesetz §... Rn. ...)

Statistisches Bundesamt (Destatis)

Gesundheit. Schwangerschaftsabbrüche, Fachserie 12 Reihe 3, 2020 (verfügbar unter: https://www.destatis.de/DE/Themen/Gesellschaft-Umwelt/Gesundheit/Schwangerschaftsabbrueche/Publikationen/Downloads-Schwangerschaftsabbrueche/schwangerschaftsabbrueche-2120300197004.pdf?__blob=publicationFile [zuletzt aufgerufen am: 24.06.2020]) (zitiert: *Statistisches Bundesamt Tabellenteil ...*)

Wrba, Fritz/ Dolznig, Helmut/ Mannhalter, Christine

Genetik verstehen. Grundlagen der molekularen Biologie, 2. Auflage, 2011, Österreich (zitiert: *Wrba/Dolznig/Mannhalter* Kapitel... S. ...)

Zang, Klaus

Genetische Untersuchungen zur Klärung der Abstammung. Eine kritische Bestandaufnahme nach fünf Jahren zu der Sonderstellung und den Schwierigkeiten bei der Anwendung von § 17 Gendiagnostikgesetz (GenDG). In:

Bergmann, Karl/ Dahm, Franz-Josef/ Harneit, Paul (u.a.) (Hrsg.): **Medizinrecht (MedR)**, 2015, S. 33: 693 – 699 (zitiert: *Zang* MedR (2015) S. ...)

Zimmermann, Michael

Die Feststellung der Vaterschaft unabhängig vom Anfechtungsverfahren, NJOZ, 2008, S. 1703 – 1725 (zitiert: *Zimmermann* NJOZ 2008 S. ...)

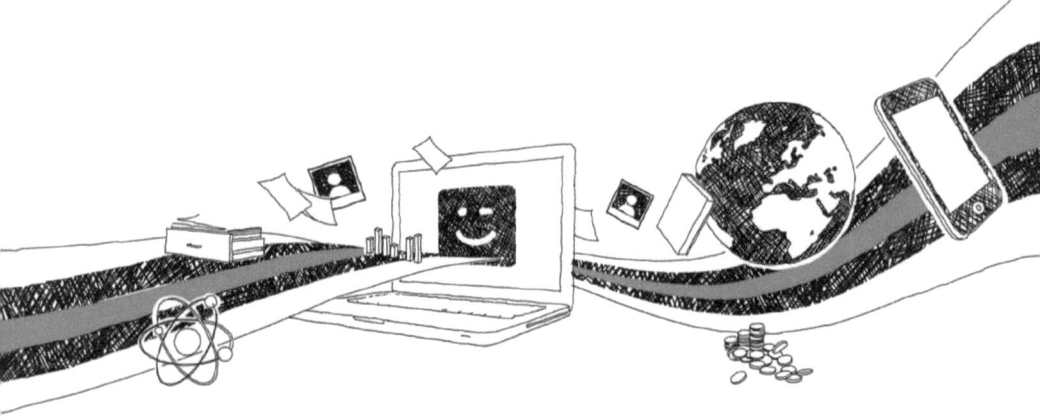
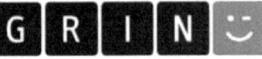